Aceites esenciales para principiantes:

La guía de introducción con aceites esenciales

By Dr. Mike Drew

I0408368

Contenido

Descripción del libro

Cuando se trata de beneficios medicinales, los aceites esenciales son grandes para algunas cosas. Aceites esenciales mejorar la concentración, reducir la tos prodigios, tratamiento de contusiones, mejorar la digestión, reducir los antojos de alimentos, para aliviar los síntomas de la resaca, etc.. Hablar del uso de piel y belleza, trabajo de aceites esenciales como un blanqueador natural de perfumista y los dientes y reducir las arrugas, tratamiento de la caspa, reduce las estrías y más. Además de los aceites esenciales mismo ideales para el alivio de tensión, baño del pie, mejora sueño, relajante niño enojado y desintoxicación. Cuando se trata con fines de limpieza y domésticos, los aceites esenciales son una maravillosos como limpiador para todo propósito, repelente natural de mosquitos, exfoliante de baño, ambientador de aire del cuarto de baño, bloqueador solar casero, etc. Hier is een preview van wat je in dit boek leert:

¿Qué sirven los aceites esenciales?

Dolencias comunes y el tratamiento de aceite esencial

Usando aceites esenciales para bajar de peso

Aceites esenciales para aromaterapia

Recetas de aceites esenciales

Aceites esenciales para animales domésticos

Los aceites esenciales son realmente muy minúsculos de su tamaño molecular. Por esta razón son muy fácilmente absorbidos por la superficie de la piel. Por lo tanto, son algunos de los ingredientes más excelentes en una amplia gama de productos de cuidado personal que puede nutrir, suavizar y sanar. Una cosa buena acerca de ellos es que no Haz acumulados en el cuerpo humano con el tiempo. Este libro tiene todas las respuestas a cualquier pregunta que pueda tener sobre los aceites esenciales. Coge uno y sé que no te arrepentirás.

Introducción

Excelente para fines médicos y de salud, los aceites esenciales son partes de la planta altamente concentrado. Generalmente se destila de las flores, hojas, corteza, raíces, tallos y otros elementos de una planta, son los aceites esenciales no 'aceites' si no contienen ácidos grasos. Conocido para ofrecer un efecto curativo son mentalmente, emocionalmente y físicamente, los aceites esenciales grandemente exigidos para la belleza personal, aromaterapia, tratamientos de medicina natural, junto con productos de limpieza. Los aceites esenciales son tan bien en el pasado. ¿Sabías que los egipcios y los judíos solían hacer los aceites esenciales de plantas en el aceite y filtro de aceite en el bolso de la lona? Bien, el uso constante del aceite esencial muestra claramente que son de gran beneficio.

Cuando se trata de beneficios medicinales, los aceites esenciales son grandes para algunas cosas. Aceites esenciales mejorar la concentración, reducir la tos prodigios, tratamiento de contusiones, mejorar la digestión, reducir los antojos de alimentos, para aliviar los síntomas de la resaca, etc.. Hablar del uso de piel y belleza, trabajo de aceites esenciales como un blanqueador natural de perfumista y los dientes y reducir las arrugas, tratamiento de la caspa, reduce las estrías y más. Además de los aceites esenciales mismo ideales para el alivio de tensión, baño del pie, mejora sueño, relajante niño enojado y desintoxicación. Cuando se trata con fines de limpieza y domésticos, los aceites esenciales son una maravillosos como limpiador para todo propósito, repelente natural de mosquitos, exfoliante de baño, ambientador de aire del cuarto de baño, bloqueador solar casero, etc..

Además de sus beneficios sin fin hay una cosa importante para aprender. ¿Cómo pueden los aceites esenciales en su cuerpo? Si no, aquí está la respuesta. Si desea utilizar los aceites esenciales en su cuerpo, hay tres formas de hacer esto. Aceites esenciales pueden ser aplicados a la piel, ingeridos o inhalados. La gente en General, los aceites esenciales (en el área de superficie corporal) con piscinas, masajes, compresas y aerosoles. Si desea respirar por aceites esenciales, se utilizan métodos de expansión seca, difusores, vapor y aerosoles. En cuanto a consumo es, los aceites esenciales se aplican internamente de varias maneras. Sin embargo, debe realizarse bajo la supervisión de un médico con licencia.

Gracias por descargar este libro. Es mi firme creencia de que estos le dan todas las respuestas a las preguntas de sus aceites esenciales con voluntad.

Capítulo 1 – Introducción a los aceites esenciales

¿Qué es un aceite esencial?

Los aceites esenciales son muy básicamente, la esencia del olor del material vegetal crudo. Los aceites mantienen el olor característico de la planta, obtenidos de y generalmente el nombre de su planta del padre: el aceite de orégano o árbol de té de aceite por ejemplo. Un aceite esencial puro, conseguir los mejores aceites esenciales, sin aditivos. La parte del León de los aceites esenciales son clara en color y no son realmente aceitosa al tacto.

¿Qué los aceites esenciales?

Uno de los más populares utiliza aceites esenciales en aromaterapia. La aromaterapia es la práctica de usar olor, incluyendo aceites esenciales, para cambiar y mejorar el bienestar psicológico y físico. Algunos ejemplos: aceite esencial de lavanda podría tener un efecto relajante, por lo que es una opción popular para el uso en un difusor para aromatizar una habitación. El aroma de limón y menta sería tanto efectos estimulante y son de uso frecuente ayudar a lucha fatiga, agotamiento y queme y generalmente mejorando el estado de ánimo.

Algunos aceites esenciales se utilizan también en los regímenes de cuidado de la piel para el tratamiento del acné (aceite del árbol del té), incluso el tono de piel (lavanda) y a ayudar a las mujeres a deshacerse de las estrías (Neroli). Aceite del árbol del té es un desinfectante antibacteriano natural y puede usarse para tratar infecciones de la piel, verrugas, mal aliento y la caspa. Aceite de geranio es uno de los increíbles consejos antienvejecimiento porque dice que a petición, tráfico envejecimiento piel con un resplandor sano aumenta! Otros, como el eucalipto que se utiliza para ayudar en la lucha contra la congestión y problemas respiratorios.

Una breve historia

De miles de años, que muchas culturas han descubierto y beneficios de los aceites.

Egipto

El pueblo de Egipto es bien conocido por sus logros en la promoción de la cultura y la tecnología. De la increíble arquitectura de las pirámides a la técnica de la momificación, el pueblo de Egipto de grandes avances. Los egipcios fueron los primeros en el uso de la aromaterapia y los aceites en su medicina y su religión, especialmente los procesos de embalsamamiento. Data de 3500 A.C., el pueblo de Egipto utiliza varios diferentes métodos de extracción, incluyendo enfleurage (un proceso donde el material vegetal se extiende sobre vegetales

aceite o grasa animal entre placas) y la destilación (un proceso en el cual las plantas se hierven y el vapor quita la esencia de la fábrica).

Arabia

Cuando el imperio romano cayó aparte y el mundo fue arrojado en la edad media, las culturas del Medio Oriente llegó al poder. Persa-médicos se acreditan generalmente con la mejora del proceso de destilación de los aceites para los máximos beneficios y los ingresos de las plantas.

Al mismo tiempo seguía siendo monjes-que fueron en muchos casos el equivalente de los doctores para sus comunidades usando hierbas y aceites. Desafortunadamente, algunos de ellos también fueron vistos como personas que utilizan los elementos naturales que adoraban en la curación. Ellos fueron juzgados y asesinados incluso para la práctica de hekseri.

La Biblia misma hace más de 180 referencias al uso de aceite para ungir. Algunas referencias de ustedes esperan: olibanum es mencionado en ocho libros enmirre se menciona en nueve libros en el Antiguo Testamento y Nuevo Testamento. Pero otros aceites se denominan también: canela se menciona en tres libros, Aralia en tres y el cilantro hasta por la mitad. Curiosamente, el gree palabra para "Cristo" significa "ungido uno."

Tiempos modernos en el oeste

En 1937, el perfumista francés y químico Rene Maurice Gattefosse que la asistencia sanitaria deben basarse en elementos naturales. Gattefossé se acredita con el desarrollo del término "aromaterapia" en los 1900s tempranos.

Gattefossé quemó su mano en su laboratorio. En busca de un líquido poner en su mano para calmar la quemadura, pegó su mano en el líquido más cercano que en su aceite esencial de lavanda de laboratorio. El petróleo hizo su mano para sentirse mejor y deje que su piel a sanar. Sorprendentemente, no había ninguna cicatriz de su mano. A través de la investigación descubrió Gattefossé zelfskleine cantidades de petróleo que un positivo enorme influencia en el cuerpo.

A mediados del siglo XX, construida sobre el trabajo del Dr. Valet Gattefossé y exitosamente utilizado aceites esenciales para el tratamiento de soldados heridos.

Hoy los aceites esenciales

La ciencia moderna continúa hoy probar los beneficios de los aceites. Por ejemplo, hospitales en toda Europa han estado estudiando el sistema inmunológico propiedades del incienso y Universidad Estatal de Weber ha encontrado en algunos estudios que aceites como los de orégano son superiores a la penicilina en su capacidad para matar los microorganismos.

¿Qué sirven los aceites esenciales?

Clase la mayoría de los aceites esenciales tienen sorprendentes propiedades antifúngicas, antibacterianas y antivirales. Pueden ser excelentes componentes en la configuración de la limpieza casera. Algunos de los aceites esenciales que son ampliamente utilizados en detergentes incluyen menta, limón, eucalipto, pomelo, lavanda, Romero y tea tree.

EOS son realmente muy minúsculo de su tamaño molecular. Por esta razón son muy fácilmente absorbidos por la superficie de la piel. Por lo tanto, son algunos de los ingredientes más excelentes en una amplia gama de productos de cuidado personal que puede nutrir, suavizar y sanar. Una cosa buena acerca de ellos es que no Haz acumulados en el cuerpo humano con el tiempo.

Varios estudios han encontrado que Rosemary EO puede mejorar significativamente el rendimiento de su cerebro. Especialmente, puede olor de aceite de Romero ayuda a mejorar la memoria. Esto ha sido científicamente comprobado y demostrado mediante la administración de pruebas de rendimiento y recordar un número de personas bajo condiciones de prueba. Esto le dará información sobre los beneficios incluidos en varios aceites esenciales de una manera científica. También, algunas otras pruebas muestran que los grupos que habían inhalado lavanda o Romero EO experimentaron una profunda sensación de relajación que no hizo nada.

Usted debe ser capaz de distinguir entre aceites esenciales y aceites fragantes. Sabemos que son estos productos que se venden en el mercado bajo el título de perfumes en todos los aceites esenciales. Aunque las etiquetas se pueden leer que es obtenidos de productos naturales, son productos realmente sintéticos y no naturales. Pues EOs es todo natural, ninguna empresa puede de la patente. Usted nunca será capaz de aceites esenciales en los ingredientes de una búsqueda de drogas de farmacia. Por esta misma razón, no la mayoría generalistas de medicina EOs recomendamos como alternativas a los medicamentos en el mercado. De hecho, puesto que no son patentables, los fabricantes de medicamentos nunca perderá tiempo y recursos para estudiar acerca de ellos. Esta es una de las razones por la comprensión de los aceites esenciales es limitada y el hecho de que no hay ninguna investigación fuerte trabaja publicado en aceites esenciales. El fondo de la información contenida en los aceites esenciales hoy en día son aquellos que están personalmente experimentado por miles durante un largo período en la historia y pasado encendido a las generaciones.

Para preparar aceites esenciales, son un gran número de plantas necesario. Por ejemplo, es increíble tener en cuenta que producir únicamente 1 libra de la EO, deseado aproximadamente 4000 libras de rosas búlgaras. Por otra parte, una libra de aceite esencial de lavanda le dará sólo 100-110 kilos de plantas de lavanda. El gran número de plantas utilizadas para hacer aceites esenciales usted comprenderá por qué son altamente concentrados.

Capítulo 2 – Aceites esenciales para aromaterapia y masaje

Aceites esenciales orgánicos y su papel en la aromaterapia masaje

En comparación con los no orgánicos, aceites esenciales orgánicos se consideran muy superiores en términos de su calidad. Aceites orgánicos son extraídos o agua destilados de las plantas que son alimentadas y cultivadas sin el uso de cualquier tipo de pesticidas. Por lo que incluso una cantidad muy pequeña de ellos una gran cantidad de materiales de planta se requiere. Estos son utilizados por 12 diferentes constelaciones. Si estos aceites tienen su impacto sobre el personas respectivas con una constelación particular, son ampliamente utilizados en diversas clases de bálsamos y perfumes estos días para resultados sorprendentes.

Hechos de ingredientes naturales

Estos aceites esenciales son libres de cualquier tipo de productos químicos, y son los productos de ingredientes 100% naturales. Si estas son hechas de plantas que no han sido tratadas con pesticidas, son las posibilidades de cualquier contaminación junto al cero. Extractos de alta calidad están disponibles en las tiendas principales. Si usted es uno de la principales aromaterapia centro, usted encontrará que se utilizan para el tratamiento de los visitantes. Está hecho de ingredientes naturales y libres de cualquier tipo de tratamientos químicos, podría esto enérgico su interior.

Irradia positividad

Su aroma y sensación en la piel tendría un efecto mágico en la mente y el cuerpo. Estos aceites infundir positividad en su salud mental, física y emocional. Su efecto es tan fuerte que sientes enérgico de interior y ayudan a mantener el funcionamiento de toda la negatividad, el estrés y la frustración de usted y hacen que te sientas tranquilo y relajado. Como esto se utiliza especialmente para terapias, se asegura que están desprovistas de cualquier tipo de efectos secundarios.

Este enfoque en el sistema límbico del cerebro humano. Estos aromas de estos aceites afectan el cerebro de diferentes maneras. Estos aromas están directamente relacionados con tu signo del zodiaco. Cuando encuentres uno que coincida con su Zodiac, sientes la diferencia. Si estos objetivos del aceite y tienen un impacto directo en su cerebro, también tienen numerosos efectos positivos en otras áreas de su sistema fisiológico.

¿Cuáles son los diferentes tipos se utiliza?

Estos aceites están disponibles en todas las clases de distintas especies y variedades. Éstos son algunos de ellos:

Caléndula

Ginger Clove bud

Bergamota y naranja

Aceite de sándalo

Aceite de pomelo

Aceite de Romero

Aparte de esto hay cientos de variantes de estos aceites que son utilizados por los terapeutas de las consecuencias importantes para el usuario. Estos aceites son únicos en cuanto a su sabor, color y textura. Estos son bastante caros; Sin embargo, dado el increíble impacto que tienen en la mente humana y el cuerpo, definitivamente merecen ser caro.

Todos estos aceites son muy favorables, pero su uso adecuado hace más eficaz. Un aromaterapeuta experimentado y bien entrenado es la única persona que sabe cómo conseguir el mejor efecto con la ayuda de ellos. Así, por favor que en touch para un terapeuta y disfrutar de los beneficios.

Beneficios de la aromaterapia y aceites naturales

La aromaterapia es un proceso de medicinas alternativas a través de que extractos de aceites esenciales se utilizan para aliviar y rejuvenecer el cuerpo de diferentes maneras. Diversos aceites esenciales tienen diferente potencial de aliviar pero todo ellos dirigido a estimular y mejorar el funcionamiento del cerebro a largo plazo. Estos aceites se han utilizado durante cientos de años a lo largo de la historia y todo el mundo.

Aceites de aromaterapia pueden dividirse en tres tipos principales, incluyendo cosméticos, olfativa y aromaterapia. La cosméticos aceites esenciales o aceites de aromaterapia se aplican a la piel para la absorción en el cuerpo a través de la piel. Dependiendo del tipo usado, puede beneficiar su cuerpo por tonificación, hidratación, secado o limpieza incluso su piel. Utilizado para masajes se aplican al cuerpo a relajarse y rejuvenecerlo. Algunos de los mejores ejemplos de aceites que se utilizan para este propósito son semilla de jojoba, almendra y uva. El olfativo

Aceites de aromaterapia se toman por inhalación. Se argumenta que una vez olió el olor es capaz de desbloquear recuerdos y animar incluso a cuerpo reformulado de la manera más natural.

Aceites esenciales puede ser muy beneficiosos en mejorar el bienestar de todo el cuerpo y relajación. Algunos de los beneficios comunes de la aromaterapia; tensión de alivio y relajación, mejora de sistemas de circulación de la sangre, el sistema inmunológico y respiratorio, iluminación de diferentes molestias menores y aumentar la votación. Otros salud beneficios asociados con el uso de aceites esenciales e incluyen la curación de heridas, regulación hormonal, reducción de la congestión, aliviar dolores relacionados con menstruales y calambres, reducir la inflamación y mejor digestión. La mayoría de aceites naturales y aceites de aromaterapia trabaja a través de olor. El cuerpo (una vez expuesto para oler) la inspiración y el olor viaja hasta los nervios de la bombilla en el cerebro, especialmente en la parte que se asienta nuestra capacidad de aprendizaje, memoria y estado de ánimo. Cuando el área se estimula la liberación de numerosos sensación buena productos químicos mejorando así la capacidad del cuerpo para relajarse mientras que el aumento de la atmósfera estimulante.

Los aceites esenciales utilizados en aromaterapia pueden extraerse ciertas partes de diferentes plantas naturales, flores, tallos, hojas, raíces o corteza. Aquí veremos varios aceites de aromaterapia los beneficios que ofrecen. Aceite de árbol de té es conocido como un antivirus, antimicóticos, antisépticas y estimulantes inmunes. También ayuda en la curación de la sinusitis, tos y aliviar el asma, tratamiento del acné y la caspa. También puede tomar ventaja de las personas con depresión, estrés y deficiencias mentales. Uso de este producto como un aceite de aromaterapia puede ayudar a mejorar la circulación de sangre y los ganglios linfáticos.

Lavanda tiene estimular capacidades, mejorar la resistencia, reducir los riesgos asociados con la presión arterial, reducir el estrés o la depresión, aliviar el insomnio y aliviar el dolor del crecimiento de la célula de la piel. Aceite de limón puede ayudar a equilibrio acidez estomacal, curar el dolor de garganta y la reducción de celulitis. Aceite natural de la planta de eucalipto puede ayudar a aliviar problemas respiratorios y diuréticos. Menta ayuda a reducir dolores de cabeza y mejorar la digestión y reducir la hinchazón y náuseas. Jengibre puede ser muy útil en la mejora de la viscosidad de la sangre, alivio muscular dolor aumento de apetito y distensión de estómago y náuseas. En Resumen, todas las plantas que naturalmente ocurren tienen algún valor cuando se trata de aromaterapia. Antes de su uso, sin embargo, es importante que primero determine qué productos que utilizas pueden beneficiarse.

Capítulo 3 – Dolencias comunes y el tratamiento de aceite esencial

Alergias

Mejores aceites: manzanilla, Melissa, lavanda, bergamota, menta, Helichrysum, limón, eucalipto y albahaca,

Modo de empleo: combinar 60 gotas 40 gotas de lavanda, bergamota, baya de enebro y 40 gotas 20 gotas de menta en una botella. Mezclar la mezcla de 8 gotas con 4 cucharaditas de aceite de almendras dulces y masaje sobre la zona afectada.

Dolor de cabeza

Mejores aceites: Helichrysum petróleo, aceite de eucalipto (recomendado para dolores de cabeza sinusal) y aceite de menta verde o hierbabuena de

Aceites para evitar: ylang-ylang. Esto hace que los dolores de cabeza si se usa en exceso.

Modo de empleo: mezclar 10 gotas de uno de los aceites esenciales por encima con 1 onza de aceite de almendras en un frasco. 2-4 gotas en la frente, cuello y las sienes. Masaje en.

Estrés

EOS que alivian el estrés incluyen Ylang Ylang (liberación frustración y la ira), rosa (para el estrés), vainilla (para calmar), mejorana (para el luto y el dolor), bergamota (para la ansiedad suave), incienso (para relajarse), Vetiver (calmando cuando estás enojado), manzanilla (para dormir y calmantes), lavanda (insomnio)

Modo de empleo: uno de los aceites esenciales se mezclan con el portador en una proporción de 1:10 y aplique a su cuerpo.

Para el insomnio

Mejores aceites: salvia, aceite de lavanda y aceite de Chamomile romano

Evitar aceites: pomelo, ciprés, menta, Romero y limón

Cómo utilizar: aplicar unas gotas en una bola de algodón en el barrio de la almohada o en un baño de la noche.

Para la caspa y el cuero cabelludo que pica

Mejores aceites: eucalipto, menta, pachuli, ylang ylang, árbol del té, enebro, salvia, lavanda y Romero.

Modo de empleo: mezclar el aceite en el champú y un poco en el masaje del cuero cabelludo después de la ducha.

Para el acné

Mejores aceites: Jojoba, lavanda, geranio, coco y árbol de té

Cómo usar: seleccionar un aceite del portador y mezclar con 1 gota de AE de geranio, 5 gotas de AE de árbol de té, 6 gotas de AE de lavanda y 1 onza FL. Jojoba en un frasco y cierre herméticamente. Aplicarlo a su cara, la espalda o el cuello. Evite el contacto con las fosas nasales, labios, dentro de los oídos y los ojos.

Para sexo duro

Mejores aceites: sándalo, cardamomo, naranja, Ylang-Ylang, salvia, pachuli, bergamota, rosa y Neroli.

Cómo utilizar: un masaje a alguien o tomar un baño sexy con uno de los aceites.

Resfriado común

Mejores aceites: aceite de corteza de canela, aceite de lavanda, aceite de clavo y aceite de naranja dulce

Modo de empleo: mezclar 5 gotas de cada aceite en una botella. 10 gotas de la mezcla en un recipiente de agua y coloque una vela abajo. Después de unos minutos el olor se emite en el aire y se respira.

Estreñimiento

Mejores aceites: menta

Modo de empleo: tomar 1 cucharadita de menta hasta 5 veces al día

Capítulo 4 – Aceites esenciales para bajar de peso

Usando aceites esenciales para bajar de peso

Estos días, considerar personas personas gran tamaño inadecuado. En buen estado es un estado por muchos admirado. Esto es porque ayuda a construirla confianza. Sin embargo, si crees para ponerse en forma, tienes que realizar y casi romper las cintas de correr, entonces usted sólo está pensando. Sólo mantener las máquinas pesadas y trate de aceites esenciales.

Es un hecho que el aceite esencial es bueno para arrojar kilos ya que es gratis para un efecto secundario. Los aceites esenciales en la India ya están en uso desde hace muchos años. Estos aceites se utilizan para varias ceremonias, terapia y embalsamamiento. Los aceites esenciales no son aceitosos, pero realmente son llevados en la forma de un destilado de partes de plantas que existen de las flores, corteza y hojas. Los productos que se originan después de la intervención de la destilación son los componentes químicos. Con el proceso de la aromaterapia, estos aceites son absorbidos en la piel de la persona. Estos también son registrados por las fosas nasales. Estos aceites tienen propiedades que son muy potentes y muy pequeño, haciendo ellos entrar en la circulación y aún las células del cuerpo. Si los elementos de la naturaleza, los aceites con la habilidad natural del cuerpo para quemar calorías. De hecho, todo por los aceites esenciales para deshacerse de los michelines han elegido, no necesita seguir una dieta adecuada.

Usos de los aceites esenciales

Los aceites esenciales se aplican generalmente a la parte inferior de los pies. Puesto que el mayor número de poros presentes en la parte inferior de los pies, es así que el aceite se absorbe de manera más rápida. Estos aceites se encuentran dispersos en el aire con un difusor. Los aceites esenciales en primero entra a través del sistema olfativo y ese camino solo, después darles de comer a la corriente sanguínea.

Canela

Aceite de canela se compone de propiedades que ayudan en el control de los niveles de azúcar en la sangre. Puede reducir el riesgo de contraer la diabetes, porque ayuda a regular los niveles de azúcar en la sangre. Además, canela se considera que la función del hígado, que ayuda a tiempo con suero lípido y pérdida de peso de equilibrio.

Limón

Es conocida como un desintoxicante natural. El aceite extraído de limón ayuda a reducir el apetito. Limón siempre ha sido confiado para eliminar las toxinas del cuerpo y perder peso.

Jengibre: un ingrediente muy importante mientras se cocina, jengibre es conocido por el enfriamiento del estómago y tiene las características de pérdida de peso por la quema de la GRASA para encender.

Menta

El aceite de menta viene a través de la destilación de vapor de Mentha x piperita, una moneda del híbrido fue creada por el cruce de la menta acuática y Mentha spicata. Esta planta se cultiva en todo el mundo, originalmente se pensó era el único nativo a las regiones mediterráneas. El aceite destilado es un líquido claro, transparente con un toque de amarillo y un aroma muy distintivo.

Se utiliza tradicionalmente en la pérdida de peso, especialmente si té de hierbabuena.

Bergamota

Estimula el sistema endocrino para producir sentimientos tranquilos y relajados, que a su vez combate estrés emocional relacionado con el comer en exceso. Este acto de bergamota EO ayuda a promover la pérdida de peso, como se combate el estrés que conduce a comer en exceso.

Sándalo

Desempeña un papel en la pérdida de peso, ya que existe un gran efecto sobre el sistema digestivo. Sándalo mejora las funciones del intestino y el estómago y esto hace que sea lógico que afecta peso, dice.

Mandarina

Es baja en grasas y calorías (100 g = 53 calorías y 100 g = 0,3 g de grasa en la dieta). Esto demuestra sin duda que juegan un papel importante en la pérdida de peso.

Geranio rosa

AE geranio estimula sistema linfático y ayuda a deshacerse del exceso de agua del cuerpo. Esto a su vez ayuda a reducir peso.

Capítulo 5 – Aceites esenciales para mayor bienestar

Paz y felicidad

Bergamota, geranio, limón, Neroli, naranja, rosa, incienso, sándalo, toronja, Ylang Ylang

Depresión

Salvia, lavanda, bergamota, geranio, Roman Chamomile, Ylang Ylang, mandarina, pomelo, Helichrysum, jazmín, incienso, limón, Neroli, naranja, rosa, sándalo

Miedo

Bergamota, jazmín, Vetiver, madera de cedro, salvia, Roman Chamomile, pomelo, naranja, incienso, limón, Neroli, sándalo

Estrés

Ylang Ylang, mandarina, sándalo, Roman Chamomile, lavanda, bergamota, salvia, incienso, geranio, Neroli, rosa, pomelo, jazmín, benjuí, pachulí, Vetiver

Capitulo 6 - Recetas de aceites esenciales

Recetas de aceites esenciales para la salud

Frío-gripe

8-10 gotas de pino

8-10 gotas de eucalipto

Añadir a aprovechar de la bañera por inhalación. Inhalar con regularidad. Almohada al lado de la nariz. Esto abrirá los senos paranasales y también ayuda a deshacerse de la congestión en la cabeza. El eucalipto es también actos como un antiséptico natural.

Pie de atleta

2 gotas de lavanda

3 gotas de árbol de té

4-6 gotas de aceite de masaje

Mezcle en tus palmas y aplique entre los dedos de los pies y los pies.

Mezcla Repita este procedimiento por lo menos dos veces al día.

Relajante de la tensión arterial

25-30 gotas de Clary Sage

7-9 gotas de limón

8-9 gotas mejorana dulce

9-10 gotas de Ylang Ylang

Añadir que las gotas en una botella y llenar con aceite de elección para masaje.

Aplicación sobre la piel son absorbidos.

Baño de PMS

Baño caliente ejecutar luego agregar lo siguiente a la tina:

5 gotas de salvia

5 gotas de Ylang Ylang

4 gotas de geranio

Mezcle el aceite en un baño luego alimentar y relajarse durante 25-30 minutos.

Estreñimiento

8-10 gotas de limón

10-15 gotas de Romero

5-7 gotas de menta

Diluir los aceites en 3 cucharadas de aceite de masaje.

Masaje en el abdomen por lo menos dos veces al día.

Infección del oído

Agregar lo siguiente a las 2 cucharaditas de aceite de masaje

2 gotas de tomillo

4 gotas de árbol de té

3 gotas de lavanda

Masaje de la zona alrededor de la oreja y el pómulo.

Mezcla de dolor de cabeza

5 gotas de menta

20-24 gotas mejorana dulce

20-24 gotas de lavanda

Añadir las gotas en botella ámbar luego llenar con aceite de masaje de elección.

Utilizar para la cabeza y cuello

Recetas de aceites esenciales para el bienestar

Smoothie de Julius naranja

1 naranja jugosa grande, madura

Cáscara de naranja 1 cucharadita

Coco de tierra 1 cucharada

1 taza de leche de coco

1 pedazo de vainilla

1 cucharada semillas de cáñamo

2 gotas de aceite esencial de cítricos frescos

Mezclar todos los ingredientes excepto los cítricos frescos EO hasta que quede suave.

Añadir los cítricos frescos EO y mezcla lentamente durante 30 segundos.

Bebida probiótica Orange Crush

Aceite esencial de mandarina 2 gotas

Botella original sabor Kombucha

Hielo

Añadir todos los ingredientes en un vaso y disfrutar de

Mojito de piña coco

1 1/2 tazas de agua de coco

3/4 taza de jugo de piña orgánica

5 gotas de AE de limón

15 hojas de menta fresca

4 onzas de Ron

1/2 taza de cubitos de hielo

1 cucharadita de miel (opcional)

Triturar hojas de menta y se dividen en 2 vasos.

Añadimos el vaso de cubitos de hielo.

EO de Lima, jugo de piña, agua de coco, miel y Ron en un cóctel.

Ensalada de frutas con aceite esencial de naranja

1 pinta de arándanos

1 libra de fresas, a la mitad

4 melocotones medianos, en rodajas

3 kiwi, cortado

2 cucharadas de miel cruda

4 gotas de AE de naranja vive joven

Mezclar aceite de naranja y miel en un recipiente y coloque a un lado para que naranja con sabor a la infusión

Ponga todas las frutas en un recipiente y rociar la mezcla de miel y revuelva hasta que las verduras estén uniformemente cubiertas.

Servir y disfrutar

Arroz de cal de cilantro

1 taza de arroz cocido

2 tazas de maíz

Queso cheddar, rallado

1 manojo de cilantro, picado o picada

Jugo de 1 limón

1 puede verde chiles, en cubos

1 puede frijoles negros, drenado y enjuagados

2 dientes de ajo

2 cucharadas de aceite, dividida

1 lata de tomates, en cubos

1 cebolla, finamente cortada

Yogur o crema agria

Añadir la cebolla y al horno a la ternura en una sartén, caliente 1 cucharada de aceite de oliva por 1 minuto. Añadir el ajo y cocine por 2 minutos.

Combinar 1 más cucharada aceite, cilantro, mezcla de cebolla y limón de EO. Añada el arroz y luego tiro a capa. Para el uso del arroz como guarnición, debe detener aquí.

Para hacer una comida, proceder como a continuación.

Mezcla de chiles verdes, maíz, trocitos de tomate y frijoles en un recipiente separado.

En un plato, colocar una cucharada de arroz junto a una cucharada de la mezcla de frijoles y queso cheddar, luego cubra con masa de yogur y cilantro.

Dip de hummus

1 cucharada de ajo, picado

1/4 taza de agua

tbsps. 3 aceite de oliva

1 lata de habas, peladas

6-9 gotas de AE de Young Living limón

Sal y pimienta

Drenaje los frijoles y aparte de la reserva.

Mezclar todos los ingredientes en una licuadora.

Mezclar hasta que quede suave.

Rociar aceite de oliva y servir con los aderezos de la opción

Recetas de aceites esenciales para niños

Inmune impulsar para niños

1 gota de incienso

2 gotas de orégano

3 gotas de Melaleuca

Mezclar 3 gotas de protección

Aceite portador (almendras, jojoba, etc.)

Manchas en la parte inferior de los pies antes de irte a la cama.

Los niños enfoque mezcla {gran para la escuela y tarea}

3 gotas de naranja silvestre

3 gotas de menta

Aceite portador (almendras, jojoba, etc.)

Mezclar los ingredientes y aplicar a su cuerpo.

Anti-Critter Roll on

2 gotas de menta

2 gotas de menta

2 gotas de Romero

2 gotas de eucalipto

2 gotas de Melaleuca

Aceite del portador

Mezclar los ingredientes en una botella y papel en el cuello y detrás de las orejas de su hijo. También puede frotar en el pelo.

Aceites esenciales recetas para ancianos

Aumentar inmunidad

2 gotas de menta

2 gotas de orégano

1 gota de Melaleuca

3 gotas de clavo de olor

3 gotas de limón

Aceite del portador

Mezclar los ingredientes y aplicar sobre las muñecas y la parte inferior de los pies para estimular la inmunidad.

Impulso extra inmunológico

2 gotas de incienso

5 gotas de Melaleuca

3 gotas de orégano

Aceite del portador (aceite de coco, jojoba)

Mezclar los ingredientes y aplicar sobre las muñecas y la parte inferior de los pies para estimular la inmunidad.

Preocupaciones para aliviar

5 gotas de lavanda

8 gotas de menta

5 gotas de Roman Chamomile

3 gotas de incienso

Aceite portador (almendra, jojoba)

Mezclar los ingredientes juntos y frente, templos y la nuca del cuello.

Capítulo 7-Por qué los aceites esenciales curados en comparación con medicamentos

Terapia natural es, después del tratamiento médico, el método curativo más ampliamente utilizado. Pero tiene efecto muy lento y es un poco difícil de usar. Con demanda de más simple y más eficaz método surgido aromaterapia como una alternativa que no sólo ayuda a sanar dolencias físicas, sino también en la mente y espíritu también funciona. Aplica diferentes tipos de aceites, que son conocidos como aceites esenciales.

Medicamentos con receta son peligros intrínsecos. A pesar de prescripción cuidadosa por el médico y la complacencia del paciente en los siguientes órdenes dadas por el médico, daños y muertes todavía ocurren. Según los centros para el Control de la enfermedad, más de 100.000 personas en Estados Unidos mueren cada año, no a las violaciones de las drogas, medicamentos, drogas ilegales o drogas de prescripción sobredosis, pero recetas tomadas. Más gente muere cada diez días a las prescripciones de los médicos que los que murieron en el ataque del 9/11.

Sustancias naturales no tóxicos elimina del cuerpo fácilmente cuando ya no son útiles para el cuerpo. Sin embargo no es el cuerpo capaz de metabolizar telas sintéticas cuando la recepción ellos. Terminan en el cuerpo durante años o incluso de una vida que es peligroso y perjudicial, porque interrumpe el funcionamiento de otro órgano. Esto explica por qué los rastros de medicamentos tomadas décadas atrás en la infancia pueden encontrarse en su cuerpo.

Por el contrario, el cuerpo metaboliza fácil moléculas naturales como las que se encuentran en EOs. De hecho, el cuerpo creado para trabajar en ellos. Una vez en el cuerpo, son EO las moléculas con fines terapéuticos, procede al hígado y los riñones y luego es eliminado del cuerpo.

Aceites esenciales en comparación con medicamentos

Aceites esenciales y las drogas funcionan de diferentes maneras. Mientras que los medicamentos de largo desintoxicar el cuerpo, aceites esenciales. EOS limpiar sitios receptores mientras que los fármacos funcionan para confundir y ocultar sitios del receptor.

El sistema inmune está deprimido por drogas, mientras que está siendo reforzada por EOs. Antibióticos indiscriminadamente destruye bacterias, bacterias buenas y malas. EOS más bien dejar que las bacterias buenas en el cuerpo mientras matando a los malos.

Las drogas son un sentido dimensional que están programadas para hacer ciertas acciones en el cuerpo sin tener que considerar si o no el cuerpo o no. EOS son multidimensional significa que tiene la inteligencia que les permite recuperar un estado homeostático del equilibrio de la salud para el cuerpo.

La siguiente tabla resume la comparación de las drogas y Eos

Industria farmacéutica	Aceites esenciales
Propiedades Artificial, ingeniería genética Algunos ingredientes activos conocidos (1 o 2) Todos los lotes parecen Artificial, se puede patentar	Propiedades Natural, orgánicamente cultivados o silvestres elaborado Cientos de ingredientes, no todos saben Ningún partido es igual que cualquier otro Dios creó, no patentable.
Efectos y consecuencias No hay antivirales Obstruye la función natural	Efectos y consecuencias Antiviral Restablece la función natural

Muchos interacción perjudicial	Ninguna interacción perjudicial
Interrumpe la comunicación celular	Mejora la comunicación celular
Enreda y elementos de memoria celular (ADN)	Mejora y restaura el correcto memoria celular (ADN)
Sitios receptores de bloques	Limpia receptores-sitios web
Clave del sistema inmune	Construye el sistema inmune
Desequilibrio emocional	Equilibrio emocional
Efectos secundarios dañinos	Efectos positivos
Conduce a una enfermedad crónica y dependencia	Conduce al bienestar y la independencia

Paradigma de la filosofía	Paradigma de la filosofía
Se supone estado natural, sensible y vulnerable a la enfermedad	Bienestar se supone como un estado natural, invulnerable a la enfermedad
Se entiende que cuerpo y mente necesitan asistencia externa para Helen	Se entiende que cuerpo y mente para auto-sanación
Desmenuzado, separación trata a partes del cuerpo, las emociones y pensamientos	Holístico, integral mente, cuerpo y alma como unidad
La multitud de natural defensa y ataque de la enfermedad en sí	Construir las defensas naturales y dejar que el órgano encargado de la enfermedad
Nivel externo trata de síntomas graves	Cubiertas internas a nivel de la inteligencia celular
	Teístas, históricas raíces en la religión

Raíces seculares, históricas en el materialismo motivado por el dinero	cuando los sacerdotes sanadores eran

Capítulo 8-Esencias para mascotas

Aceites esenciales seguros para usar en mascotas

Aceites esenciales para animales domésticos es el enfoque saludable totalmente natural para mejorar la calidad de vida de su perro con aromaterapia. ¿Cómo puedo ser trabajo seguro de aromaterapia? ¡Hornee unas galletas caseras y ver si te pone de mejor humor! Ahora Supongamos que y su perro puede oler. Aceites esenciales para animales adoptados los aceites esenciales de plantas que es el aceite 100% que una planta produce, por supuesto y utiliza en varias maneras de mejorar el bienestar físico o emocional de su perro amado. Hay varios aceites que se utilizan para diferentes fines en su mascota.

Aceites esenciales y su función:

Aceite de eucalipto ayuda en padecimientos respiratorios calmantes.

Incienso ayuda a estimular el sistema inmunológico y ayuda en tumores y verrugas.

La lavanda es útil para el tratamiento de cortes y quemaduras. Inhalar lavanda puede ayudar a calmar un cachorro hiperactivo.

El orégano es un aceite fuerte antibacteriano que es eficaz cuando se inhala.

Aceite de limón puede utilizarse como alternativa a la gasolina de cidronela. Actúa como un repelente de insectos.

Naioli se utiliza como alternativa al aceite de árbol de té. La aplicación tópica ayuda a alergias de la piel y el SIDA en la curación de las infecciones del oído.

Romero se utiliza para la artritis, en repeler las pulgas y los piojos. Se utiliza también en la irritación de la piel.

El aceite de menta puede utilizarse para hacer un perro perezoso lento más activo y perder peso.

Estos son sólo algunos de los aceites esenciales que pueden utilizarse en mezclas para mejorar la calidad de salud de su mascota en forma natural. Siempre se recomienda un manual detallado sobre el uso y el aceite a la mezcla, por lo tanto no daña su perro de ninguna manera.

Consejos importantes a considerar al comprar aceites esenciales para animales domésticos

Los aceites esenciales son grandes regalos para la salud humana y animal. Extraído de hierbas y plantas utilizando diferentes métodos, desde los aceites esenciales en nuestro tiempo histórico. Diferentes tipos de EOs se utilizan para tratar una variedad de síntomas en seres humanos. Los aceites esenciales son una parte integral de la aromaterapia y están dotados de grandes propiedades curativas. Hay algunas cosas que necesita saber sobre el uso de aceites esenciales la manera correcta y este artículo le ayudará en este sentido.

La mayoría de los aceites esenciales es muy potente y nunca sobre el animal sin dilución según las medidas prescritas debe aplicarse. También figuran como aceite portador para diluir los aceites esenciales los aceites. Algunas de estas empresas son mantequillas de dilución, ceras, alcoholes y otras medidas. Porque están realmente disponibles en alta concentración, podría terminar dañando su piel mediante la aplicación en su forma pura sin dilución.

Es lo más importante a destacar en los aceites esenciales. Mantenerlos no al alcance de los niños. También nunca deje que los aceites de contacto de los ojos del animal doméstico. EOS no se recomienda para uso interno. Por otra parte, nunca se deben consumir los aceites esenciales como eucalipto gaulteria. Mientras que algunos de estos aceites esenciales se utilizan en dilución en productos tales como crema dental, se observa que no hay necesidad para de esta manera. De hecho, algunos aceites esenciales tóxicos no tome incluso por el contacto con la piel. Sin embargo, usted encontrará sin tales aceites esenciales vendidos en las tiendas. Es raro conseguir. Los beneficios positivos que pueden contener aceites esenciales para el hombre son algo que no puede ser subestimada. Cuando se usa con discreción bajo la asesoría de expertos, aceites esenciales propiciar bienestar y un increíble nivel de curación.

Uso de aceites esenciales en animales domésticos

Personas aman a los animales porque son un signo del amor incondicional, inocencia y felicidad a sus dueños. Amor de nuestros amigos animales parte de nuestras vidas y nos gustaría tenerlos con nosotros.

Pero a veces un animal entra en nuestra vida, que es un poco "ahí fuera".

El temor de que nuestros amigos animales que puede sonar loco a nosotros. Sin embargo, pero completamente justificado ese miedo en la mente de su mascota.

Para aplicar los aceites esenciales en nuestros animales domésticos puede ayudar a reducir sus miedos

Paz y calmar, lavanda y Roman Chamomile para calmar a su mascota: EOs

Estos tres EOs puede utilizarse para ayudar a aliviar el sufrimiento de su mascota. Se puede utilizar para situaciones tales como; una visita a la oficina del veterinario, trauma, duelo y depresión, abuso, problemas de divorcio, hiperactividad y cualquier otra situación que llevan a estrés para el animal puede.

Debido a su sensibilidad a los aceites esenciales, es bueno recordar cuando se trata a los animales, poco más que suficiente en la aplicación de la Eos.

Los aceites esenciales deben diluirse con un aceite portador, como el aceite de almendras y aceite de oliva. La relación de dilución es 1:1 (aceite esencial: aceite del portador) para caballos y perros. Relación de dilución para los gatos es 1:10 (aceite esencial: aceite del portador).

Tener precaución al utilizar aceites esenciales con los gatos. Los gatos son muy sensibles a EOs y algunos aceites esenciales son potencialmente peligrosos para ellos. Estos aceites son de tomillo y orégano, que ricos en fenoles. Los gatos pueden fenoles no eficaces Digest. Esto es debido a su falta de enzimas adecuadas para digerir los fenoles. Evitar la paz y calmar con sus amigos felinos, ya que contiene pequeñas cantidades de fenoles y también aceites de cítricos, los gatos no les gusta. Algunos de los aceites esenciales que son seguros para usar en gatos incluyen Roman Chamomile y aceites esenciales de lavanda son muy seguros para su uso en gatos.

Para aplicar los aceites esenciales a tu animal:

Para calmar a perros:

Mezcle una gota de Roman Chamomile, lavender o calmante EO con una disminución de aceite del portador. Frótelo por todo el cuerpo del perro. Aplicación si desea que su perro se tensiona.

Para calmar a caballos:

Mezcle 1 gota de lavanda o Chamomile romano con una gota de aceite de oliva ecológico. Frote esto en los extremos de las bandas de oreja, hocico o corneta de su caballo. Aplicación cuando el caballo está angustiado.

Para bajar el gato:

Mezcla 1 gota de Roman Chamomile, paz y sedante o lavanda aceite esencial con 10 gotas de aceite de oliva ecológico. Frote sobre las puntas de los audífonos del gato y todo el cuerpo. Aplicación cuando el gato está en peligro.

Conclusión

Desde antiguos tiempos, sus gustos y sabores una parte de la vida en alguna u otra manera. Perfumes y sabores materiales se utilizan en la vida diaria y desempeñan un papel clave en la vida cotidiana. Casi todo, desde cuidado personal, cosméticos o productos de la confitería posee un sabor o perfume. Por supuesto estos son derivados de fuentes muchas de las especies animales y vegetales.

Los aceites esenciales pueden encontrarse en los espacios subcuticular de células granulares en las plantas. Dependiendo de la fisiología y morfología de la planta, estas glándulas se encuentran en todas partes. Estas glándulas pueden encontrarse en tallos, flores, corteza, madera, raíces y hojas. El fracaso de estas glándulas por presionar, frotar o calentar los resultados en la extracción de aceite esencial. Un aceite esencial consiste en compuestos volátiles, aromáticos que hidrofóbico en la naturaleza.

Aceites esenciales puede ser producidos por destilación o expresión, por la extracción de cada solvente. Estos se utilizan en perfumería, aromaterapia, incienso, cosméticos, medicamentos, bebidas y productos de sabor. Estas son materias primas muy valiosas de uso frecuente en las industrias de alimentos y la fragancia. Los aceites esenciales son conocidos por tener muchos beneficios. Estos ayudan en el tratamiento de diversos trastornos y también un papel importante en los mimos usted mismo.

El aroma de este aceite calma la calma de espíritu, el cuerpo y por lo tanto una parte integral de las sesiones de terapia de aroma. Aceite de eucalipto son el aceite de menta conocido y promover enfermedades de respiración y acción antimicrobiana. Numerosos extractos de plantas utilizados en aromaterapia. Estos son ampliamente utilizados en los productos modernos. Son extraído y usado en incienso, cosméticos, perfumes y perfumado baño los productos. El poder curativo de estos aceites hizo muy popular en el mundo. Alivia el estrés y también ayuda en el estado de ánimo edificante. Son conocidos por sus propiedades antisépticas y antibacterianas. Hay un enorme aumento en el uso de aceites esenciales en los últimos años. Aromaterapia también es considerada por muchos como medicina alternativa.

Gracias de nuevo por la descarga de este libro.

Exhibición de libros de

ARNOLD YATES

1-Culturismo: Cómo construir los músculos y mantener permanentemente masa: 10 X los resultados y desarrollar el físico que desea.

2-Gimnasia: completa guía de ejercicios de peso del cuerpo, construir el cuerpo de sueño en 30 minutos

3-Dieta Atkins-perder peso y sentirse muy bien con consejos y recetas

4-Soluciones de alta presión: 40-super alimentos que naturalmente bajará su presión arterial

Sólo para decir "Gracias" por haber comprado este libro.

Quiero darle "6 principios 6 Pack

ABS"valorado en $19,99.

POR LIBRE

HAGA CLIC AQUÍ